EXAMEN

DES

DOCTRINES

DE

M. BOUCHARD

PROFESSEUR DE PATHOLOGIE GÉNÉRALE

A LA FACULTÉ DE MÉDECINE DE PARIS

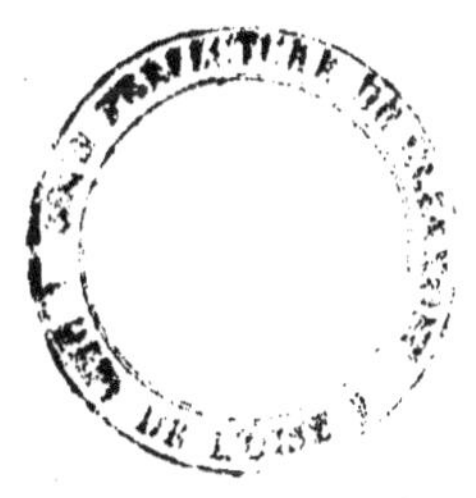

PARIS

LIBRAIRIE J.-B. BAILLIÈRE ET FILS

19, RUE HAUTEFEUILLE, 19

1883.

EXAMEN DES DOCTRINES

DE

M. BOUCHARD

PROFESSEUR DE PATHOLOGIE GÉNÉRALE

A LA FACULTÉ DE MÉDECINE DE PARIS

Nous entendons quelquefois dire autour de nous : l'*école de M. Bouchard*. Il y a donc intérêt à examiner si M. Bouchard est réellement un maître, ou s'il n'est qu'un professeur d'une grande science et de beaucoup d'originalité.

Aujourd'hui il n'y a que deux doctrines médicales en présence : l'une qui, en physiologie, nie l'unité de l'homme et en pathologie l'unité de la maladie; cette école a plusieurs noms : c'est l'organicisme, c'est la doctrine cellulaire, c'était le double dynamisme et les états morbides de l'École de Montpellier. L'autre doctrine enseigne l'unité absolue de l'homme et l'essentialité des maladies : c'est l'école essentialiste, c'est celle de l'*Art médical*.

A laquelle de ces deux écoles appartient M. Bouchard ? Nous verrons qu'il appartient à toutes les deux ; qu'il croit à l'unité de l'homme, comme Aristote et saint Thomas, et à la cellule comme Virchow ; qu'il enseigne l'essentialité des maladies comme J.-P. Tessier, et qu'il veut expliquer leur nature par les lois physiologiques comme les organiciens de tous les temps.

Comme Virchow, M. Bouchard étudie la vie dans la cellule ; il appelle la nutrition de la cellule la *mutation nutritive* ; il décompose cette mutation en quatre temps ; 1° Un acte physique, la translation, la pénétration de la matière dans la cellule ; 2° un acte chimique : la transformation vivifiante de la matière introduite ; 3° un autre acte chimique, la désassimilation de la matière vivifiée ; 4° un acte physique : l'expulsion de la matière morte. Si un quelconque de ces temps est supprimé, la cellule meurt. M. Bouchard a la bonne foi de reconnaître qu'Aristote avait déjà dit la même chose en moins de mots : « La vie est l'ensemble des opérations de nutrition, de croissance et de destruction. »

M. Bouchard se demande ensuite comment s'opère la *mutation nutritive*, en d'autres termes, comment vit la cellule ? Virchow a enseigné que la vie venait de l'extérieur, des excitations qui mettaient en jeu l'*irritabilité* de la cellule. M. Bouchard professe que les causes externes ne suffisent pas à la vie de la cellule et qu'il faut admettre une force intérieure. « L'élément vivant (la cellule) reçoit au moment de sa naissance une force impulsive qui s'éteint vite, un capital natif qui s'épuise en un instant, mais qui sont remplacés et continués par des forces nouvelles qui se développent à l'intérieur sous l'influence de l'imbibition, de l'évaporation, de la diffusion, des oxydations et des autres actes chimiques qui mettent en liberté les forces accumulées par les aliments. » (P. 22.) Ces forces accumulées par les aliments sont de la lumière et de la chaleur solaire. « Les aliments sont du soleil emmagasiné ! » (P. 22.)

Virchow objecterait peut-être que toutes ces actions: imbibition, diffusion, évaporation sont, par le fait, des causes externes. Mais nous ne prendrons point parti dans cette discussion; nous renverrons les auteurs dos à dos ; parce que tous les deux nous donnent bien une explication telle quelle du mécanisme de la vie de la cellule déjà vivante; mais que l'un et l'autre ont besoin, pour leurs explications physico-chimiques, d'une cellule vivante. Il est commode de dire : « L'élément vivant reçoit au moment de sa naissance une force impulsive », puis de faire jouer ensuite les forces physique et chimique pour continuer la vie de la cellule; mais cette force impulsive est pour M. Bouchard comme pour Virchow, une inconnue qu'ils ont tort de négliger ; car il serait facile de démontrer que cette force impulsive qui préside à la naissance de la cellule préside aussi à sa nutrition et à toutes ses métamorphoses.

Dans les organismes élémentaires, la cellule constitue tout l'être ; mais, dans les organismes complexes, les cellules se hiérarchisent et se spécialisent. Il en résulte l'harmonie des fonctions et l'unité de l'homme ; unité que M. Bouchard admet formellement.

Les cellules prolifèrent; prolifération centrale ou hypertrophique ; prolifération bipolaire ou par scission, prolifération *homologue* et *hétérologue* (Laënnec a éternellement raison), mais tout cela se retrouve dans Virchow. Voici un point de vue plus original, il appartient en propre à M. Bouchard: la génération est un produit *hétérologue*. Pourquoi ? parce que l'ovule fécondé produit des cellules qui sont sans analogie avec les siennes!

En résumé, la doctrine de M. Bouchard diffère de celle de Virchow par deux points : la suppression de l'*irrita-*

bilité et l'affirmation de *l'unité* de l'homme; examinons ce dernier point :

« L'individualité cellulaire n'empêche pas l'unité de l'être collectif. » (P. 15.)

Non seulement M. Bouchard affirme l'unité de l'homme, mais il l'affirme dans le sens d'Aristote et de saint Thomas, et la preuve, c'est qu'il a pris les mêmes comparaisons que ces deux grands philosophes pour faire comprendre l'union de la *forme* (âme) et de la *matière.*

Voici le texte de M. Bouchard ; je soulignerai quelques mots pour rendre ce passage plus clair.

« Si le caractère de l'être repose sur les propriétés des éléments, *il n'en est pas la résultante* ; *l'arrangement* des parties détermine les attributs supérieurs : avec du cuivre et de l'acier, je puis faire une lampe ou une montre. Les propriétés des éléments constitutifs restent les mêmes dans les deux cas, l'*arrangement* de ces éléments *détermine seul* l'adaptation à des fonctions différentes. » (P. 15.)

L'*arrangement*, c'est précisément ce qu'Aristote (avec lequel M. Bouchard est familier puisqu'il le cite et qu'il lui emprunte ses comparaisons), appelait *forme*, c'est-à-dire l'*activité formatrice*, ou le *nisus formativus* de Blumenbach ; puisque les Allemands sont à la mode.

Arrangement n'a jamais été une expression philosophique, ni même littéraire, et si M. Bouchard ne tient pas à rester obscur et incompréhensible sur cette question si importante de la nature de l'homme, il nous permettra de remettre en honneur l'ancienne expression *forma* et de dire en français : « L'être ne résulte pas des propriétés des éléments qui le constituent, mais de l'activité formatrice (l'arrangement) qui coordonne et hiérarchise ces éléments ».

Voici la comparaison dont Aristote s'est servi pour faire comprendre le mode d'union du principe animateur et de la matière.

« De même que dans toute œuvre humaine, on retrouve deux choses : la *matière* dont elle est faite et la *forme* qui façonne cette matière ; de même, dans l'être vivant, on retrouve la matière organique et le principe animateur qui le transforme. Ainsi une statue est faite de bois, de pierre, de cire ou de métal auquel le statuaire donne une *forme* ou figure..... C'est la forme donnée par le statuaire qui est la *cause* de la statue. C'est elle qui élève les matières inertes et indifférentes au rang d'une œuvre d'art. » (Dr P. Jousset, *Elèments de pathologie générale*, p. 16) ou, comme dirait M. Bouchard, c'est l'*arrangement* qui élève le fer et le cuivre au rang d'un instrument plus ou moins compliqué, lampe ou montre.

Mais si M. Bouchard est de l'école d'Aristote, de saint Thomas et de l'*Art médical*, pourquoi alors avoir écrit cette phrase : « Nous ne nous attarderons pas aux *conceptions métaphysiques* qui imaginaient des forces étrangères au monde inorganique et qui, par un vice de logique, imposaient l'action de ces forces à la matière minérale pour l'obliger à pénétrer dans l'intimité des corps organisés, pour l'assimiler à ces corps et la faire participer à la vie. »

D'où vient à M. Bouchard cette horreur subite de la métaphysique ? Mais n'est-ce pas de la métaphysique la plus profonde que cette formule écrite à la page 15 sur l'*unité de l'être vivant* ? Et quand on cite Aristote, doit-on rougir de ce qui fait sa gloire ? Ne soyez pas *animiste* comme Stahl, ni *vitaliste* comme à Montpellier; vous aurez raison, vous resterez fidèle aux enseignements d'Aristote; mais, puisque vous admettez que les éléments (la cellule) ne peuvent constituer un organisme sans une activité supérieure (l'arrangement) qui les coordonne et les spécialise, ne faites pas fi de la métaphysique, ne craignez point de vous y attarder; et, croyez-moi, c'est à la métaphysique que vous devrez d'être supérieur à Virchow.

M. Bouchard croit donc à l'unité de l'homme en physiologie. J'ai dit qu'en pathologie il croyait à *l'unité de la maladie*, à l'espèce morbide, qu'il était *essentialiste*. En lisant son chapitre sur la *délimitation du rhumatisme*, j'ai trouvé une preuve suffisante, et qui me dispense de toute démonstration. « Ce n'est pas à l'aide d'un seul caractère que l'on peut établir les espèces ou les *familles morbides*. On doit choisir, parmi les maladies auxquelles on croit reconnaître un air de parenté, une *maladie type*, une *espèce indiscutable à évolution constante*, à lésion anatomique identique, à terminaison toujours semblable... » (p. 324.)

Il est donc incontestable que M. Bouchard est essentialiste. Malheureusement, il est tout aussi incontestable qu'il *perd son temps* à chercher pour les maladies une explication physiologique et qu'il est, comme presque tous les médecins, atteint de la folie qui consiste à rechercher la *cause prochaine*, la *nature de la maladie*.

Si nous continuons l'étude de son chapitre sur le *rhumatisme*, nous verrons que, pour M. Bouchard, comme pour tous les médecins, depuis Galien jusqu'à M. Pasteur, l'explication de la nature des maladies et la recherche des causes prochaines n'est qu'un mirage et une occasion de considérations plus ou moins ingénieuses et d'hypothèses.

« Ce quelque chose de spécial qui caractérise le rhumatisme, il ne faut le chercher, ni dans la cause, ni dans le symptôme, ni dans la lésion, ni dans le siége de la lésion, ni dans la nature du tissu affecté. Ce quelque chose de spécial, c'est ce que vous appelez l'état général, c'est ce que beaucoup de médecins appellent l'état diathésique ; c'est ce que j'appelle le trouble nutritif, trouble nutritif qui, *s'il était connu*, constituerait l'élément pathogénétique. » (P. 327.)

S'il était connu ; mais il ne l'est pas, et la preuve :

« *Nous soupçonnons par analogie* que le trouble nutritif doit rentrer dans la catégorie des vices de nutrition par retard ou ralentissement, et c'est la clinique qui nous pousse vers cette conclusion... » (P. 328.)

Alors vous *soupçonnez*, *par analogie*, que le rhumatisme tient à un ralentissement de la nutrition. Eh bien, quand votre soupçon sera changé en certitude et que vous aurez établi la démonstration scientifique de ce *soupçon*, il sera temps de le discuter.

Un peu plus loin, M. Bouchard passe en revue les quatre théories contemporaines du rhumatisme articulaire aigu.

Il rejette la *théorie embolique* parce que, pour l'admettre, il faudrait « concéder une série d'invraisemblances, sinon d'impossibilités. » (P. 333.) Comme, par exemple, la constance d'une endocardite primitive, la production d'embolies exclusivement sur les séreuses, etc., etc.

M. Bouchard trouve la *théorie infectieuse* prématurée ; il est indulgent. Il examine ensuite la *théorie névrotrophique* : cette théorie suppose qu'il n'y a point de rhumatisme sans un refroidissement; ce qui est une erreur : « le froid serait l'excitant qui, transmis au centre nerveux, mettrait en jeu, par une sorte d'action réflexe, son influence trophique et produirait, sur des points divers, des arthrites comparables, au point de vue pathogénique, à celle que M. Charcot nous a fait connaître dans l'ataxie locomotrice. » (P. 337.) Que d'hypothèses, que d'erreurs mêmes accumulées dans le but insensé d'expliquer la nature du rhumatisme. D'abord il y a des rhumatismes articulaires aigus sans refroidissement; ensuite, pourquoi dites-vous que le refroidissement transmis au centre nerveux produit des arthrites, quand nous le voyons si souvent produire tout autre chose: des diarrhées, des angines, des pneumonies, et quand, très souvent (ce qui est fort heureux), il ne produit absolument rien. Et les arthrites rhumatismales dues aux réflexes nerveux, quelles analogies ont-elles ou plutôt quelles différences n'ont-elles pas avec les arthrites sèches de l'ataxie? Et comment ne comprenez-vous pas encore que le froid ne donne de rhumatisme qu'aux *rhumatisants ?*

Quant à la 4e théorie, la *théorie humorale*, ce serait l'*acide lactique* qui serait maintenant en passe de produire le rhumatisme ; l'acide acétique et l'acide urique ayant été définitivement détrônés. L'acide lactique avait été mis en faveur par les expériences de Richardson et Rauch ; expériences contredites et annulées par celles de Moller et de Reyher. Mais voilà deux médecins qui ont déterminé trois cas de rhumatisme articulaire aigu chez des diabétiques soignés par de fortes doses d'acide lactique !

« Ces faits, dit M. Bouchard, donnent singulièrement à réfléchir. » (P. 339.) Sans doute, ils donnent d'abord à penser qu'il n'est pas bon d'être traité par des médecins en gésine d'une explication physiologique; ensuite ils ne prouvent absolument rien pour la question en litige. Comment voilà deux médecins qui observent des attaques de rhumatisme articulaire aigu chez trois diabétiques; attaques de rhumatisme qui ne sont probablement que des attaques de goutte poly-articulaire, et il faudra bâtir une théorie sur ces trois faits! Il faut avoir bon envie de perdre son temps à la recherche de l'impossible; car, encore une fois, nul depuis Hippocrate jusqu'à nos jours, n'a trouvé la cause prochaine d'une maladie vraie, d'une maladie de cause interne, et je crois que nous sommes autorisés à dire que maintenant le procès est jugé et que la *science positive* a mieux à faire que de s'occuper de toutes ces rêveries. La nosographie positive consiste à délimiter les espèces morbides, à faire l'histoire de l'évolution de chaque forme et de chaque variété, à préciser la signification de chaque symptôme et de chaque lésion au point de vue du diagnostic et du pronostic, à rechercher par une étude rigoureusement exacte les circonstances dans lesquelles les maladies se développent et enfin à poser les indications positives qui doivent guider le médecin dans leur traitement. Tout le reste est hypothèse indémontrable, fantaisie, perte de temps, et je ne fais pas plus de cas de la théorie qui attribue le rhumatisme a un excès d'acide lactique que de celle de Sydenham ou de Sauvage ou de Cullen, théories humorale ou solidiste, aujourd'hui ridicules, comme le seront demain celles qui sont en honneur aujourd'hui.

Un mot encore, M. le professeur Bouchard ne se rend pas, suivant nous, un compte exact des limites de son enseignement.

La *pathologie générale* est cette partie des sciences médicales qui traite des doctrines et des méthodes ; on pourrait encore l'appeler la *philosophie médicale.* Elle s'occupe de la constitution de la science médicale, des définitions et des méthodes qui conviennent à l'étude de la maladie, de la cause, du symptôme, de la lésion et de la thérapeutique.

Or, M. Bouchard, après quelques chapitres consacrés à la physiologie et à l'étude de la nutrition, aborde la nosographie, la pathologie interne, et il fait l'histoire, depuis la pathogénie jusqu'au traitement, du rachitisme, de la lithiase biliaire, de l'obésité, du diabète, de la gravelle, de la goutte, du rhumatisme, de l'asthme et de la migraine.

Si c'est là de la pathologie générale, quelles seront les matières de la pathologie interne et qu'enseigneront MM. Jaccoud et Peter ?

Dr P. Jousset.

Professeur libre de pathologie générale,
Médecin de l'hôpital St-Jacques.

Clermont (Oise). — Imprimerie Daix frères, place St-André, 3.

www.ingramcontent.com/pod-product-compliance
Lightning Source LLC
LaVergne TN
LVHW012018170826
845678LV00004BA/1550
9782329622965